TRAITEMENT
DU BÉGAYEMENT

PAR

M. LE DOCTEUR VIOLETTE.

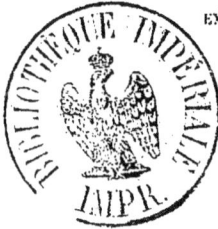

EXTRAIT DE LA GAZETTE DES HOPITAUX.

PARIS

TYPOGRAPHIE DE HENRI PLON,

IMPRIMEUR DE L'EMPEREUR,

RUE GARANCIÈRE, 8.

1860

À

MONSIEUR SERRE D'ALAIS,

MEMBRE DE LA LÉGION D'HONNEUR,
DE L'ACADÉMIE IMPÉRIALE DE MÉDECINE DE PARIS,
FONDATEUR DE L'ÉCOLE PRATIQUE DES MAITRES MINEURS
D'ALAIS; ETC., ETC.

TRAITEMENT

DU BÉGAYEMENT.

Tout bègue doit gesticuler d'abord et parler ensuite.

Les moyens de guérir le bégayement ont déjà été bien multi-
pliés, et les faibles résultats qu'on a obtenus semblent avoir en
quelque sorte décidé le monde médical à abandonner complétement cette partie de la science, malgré les cas toujours nombreux de ce malheureux vice de la parole.

Si je viens aujourd'hui faire connaître de nouvelles tentatives,
en vue sinon de la guérison complète, au moins d'une amélioration tellement grande que la difficulté de la parole disparaîtra
totalement pour ceux qui entendront parler, c'est que de nombreuses observations recueillies depuis plusieurs années m'ont
permis de juger entre toutes les méthodes que j'ai pu employer
celles qui m'ont présenté le plus de succès.

Certaines méthodes m'ont amené à expliquer la cause du bégayement autrement que la plupart des auteurs l'avaient com-
pris jusqu'à ce jour.

Sans entrer ici dans tous les détails de l'étiologie du bégayement, je décrirai autant que possible la plupart des méthodes
qui ont été employées, et en vertu de quelles causes on a dû
songer à employer tel ou tel moyen.

Il est facile de comprendre combien ont été infructueuses les
tentatives que l'on faisait pour remédier à un vice de la parole

que l'on ne comprenait qu'incomplétement. Les erreurs que l'on commettait sur la cause du bégayement donnaient lieu à des procédés défectueux ou incomplets pour remédier à ce vice de la parole.

C'est une affection qu'on a observée et qu'on a cherché à détruire depuis bien longtemps, puisque dès la plus haute antiquité nous voyons un orateur employer les moyens les plus violents pour se débarrasser de ce malheureux défaut.

Si Démosthène fut réellement atteint du bégayement, il employa pour s'en guérir les moyens que les anciens conseillaient pour surmonter tous les obstacles de quelque nature qu'ils fussent. Pour l'orateur athénien, le bégayement n'était qu'un simple embarras de la parole : or s'il s'exerçait à parler en multipliant les difficultés qui entravaient le libre usage de la parole, tels que des cailloux dans la bouche, etc., il devait nécessairement s'exprimer avec plus de facilité lorsqu'il se débarrassait de ces entraves.

Je crois que Démosthène s'exerçait ainsi, sans pour cela être bègue, à l'instar, du reste, de ces jeunes Athéniens qu'on habituait à porter ordinairement des vêtements très-lourds, pour que le jour où on leur ferait quitter ces vêtements, ils se trouvassent beaucoup plus agiles et plus disposés à entreprendre toute espèce d'exercice.

Si maintenant, en nous rangeant de l'avis de Plutarque, nous admettons que Démosthène fut réellement bègue, et que, sans apprécier la cause réelle de son bégayement, il employa un moyen qui, s'il ne le guérissait pas totalement, devait, je n'en doute nullement, amener une amélioration bien grande dans sa manière de parler, nous n'hésiterons pas de suite à mettre en première ligne de compte de son amélioration l'énergie et la puissante volonté dont il fut doué pour le déterminer à se débarrasser de l'infirmité dont il était atteint. Ce sont deux qualités, du reste, sur lesquelles je reviendrai plus loin, et que je déclare d'avance être des plus nécessaires pour arriver à guérir du bégayement.

Le moyen qu'employa Démosthène le conduisit insensiblement à une parole plus lente, plus mesurée, et plus facilement disposée à se mettre en rapport avec les idées qu'il avait à exprimer.

Quels que soient cependant les bons effets que l'orateur athénien eût retirés de cette méthode, on ne saurait l'admettre, puisque ne guérissant pas tout à fait le bégayement, et n'amenant qu'une amélioration momentanée, elle est trop peu praticable pour obtenir autant que possible la persistance de cette amélioration.

A ce sujet, je citerai l'exemple d'un jeune homme que j'ai traité depuis, et qui, en raison de ses souvenirs classiques, avait eu l'idée de se servir du moyen de Démosthène ; il consacra pendant deux années de suite les deux mois de vacances qu'il passait à la campagne à parler en plein air et à très haute voix, la bouche remplie de petits cailloux.

Lorsqu'il s'était ainsi exercé pendant une heure, il lui semblait toujours qu'à l'instant où il se débarrassait de ces cailloux la liberté de la parole allait lui revenir, mais il n'en était rien ; et je suis convaincu que s'il en était ainsi, c'est qu'il employait le moyen de Démosthène sans faire usage de la volonté et de l'énergie du grand orateur, qualités si indispensables à l'amélioration du bégayement.

Depuis l'exemple de Démosthène cité par Plutarque, nous ne connaissons plus rien qui ait été fait sur le bégayement jusqu'au commencement de notre siècle, et nous voyons alors plusieurs auteurs qui, faisant revivre l'idée de Démosthène, expliquent tout simplement le bégayement par un embarras pur et simple de la parole, qu'on devait parvenir à détruire complétement en habituant les personnes qui en sont affectées à s'exprimer avec des obstacles dans la bouche.

Itard, et plus tard M. Voisin, remarquant qu'il n'est pas possible d'avoir à toujours s'exercer avec des obstacles mécaniques, comprennent qu'il faut ajouter à ces moyens quelque chose d'intellectuel et mental. Aussi Itard, en conservant un obstacle qui consiste en une fourchette mécanique à deux branches, servant à élever la langue et à la porter en arrière, fait-il apprendre en même temps une langue étrangère, et fait-il exercer surtout le bègue à s'exprimer dans cette langue.

Cette manière contraignant ce dernier à parler très-lentement, c'était une façon mentale de corriger le bégayement. Nous voyons donc déjà l'intelligence entrer presque en première ligne de compte, et une méthode vient s'ajouter aux moyens mécaniques, dont l'inutilité ne devait pas tarder à être reconnue.

Itard obtint-il des succès par ce moyen ? Il n'en consigna aucun. Quoi qu'il en soit, je puis faire une observation au sujet de la langue étrangère conseillée comme moyen. Quant à l'obstacle, il fut jugé tellement impraticable, qu'il tomba complétement dans l'oubli.

Un jeune Anglais me fut amené pour être traité du bégayement ; il ne savait pas un mot de français ; la famille m'observa qu'on désirait qu'il ne parlât que français et qu'on ne lui parlât que dans cette langue. Il fut mis à cet effet dans une pension où j'allais lui donner des soins pour remédier autant que faire se pourrait à son bégayement, surtout dans la nouvelle langue qu'il devait apprendre.

Ce jeune homme eut une peine infinie à s'exercer en français, étant toujours obligé de chercher ses mots et de les ânonner, ce qui le faisait encore bégayer d'une façon plus déplorable. Il n'en est pas moins vrai qu'après trois mois de ces exercices difficiles il ne bégayait presque plus dans sa langue maternelle, et se jugea guéri de ce côté-là ; il ne s'agissait plus que d'obtenir le même résultat dans la langue française.

A quoi devons-nous attribuer cette cure du bégayement dans la langue maternelle du jeune Anglais, bien qu'il n'eût fait aucun exercice dans cette langue ?

Il faut évidemment se reporter à l'étude du français, qui le força à s'exprimer avec plus de lenteur, et les règles qu'on lui indiqua pour bien parler en français se trouvèrent appliquées naturellement dans sa langue, où il n'avait pas besoin de chercher les mots pour les exprimer, en sorte que l'infirmité disparaissait ainsi presque complétement.

M. Voisin, tout en recommandant d'employer des obstacles

mécaniques, conseillait aussi la déclamation lente et à haute voix.

J'ignore s'il a obtenu des résultats par cette méthode. Je n'ai vu qu'un jeune homme qui m'a dit s'être traité plusieurs mois ainsi sans avoir jamais pu amener d'amélioration notable.

Je crois que les obstacles vraiment mécaniques, tels que les cailloux ou les instruments spéciaux, ne sont bons que pour les gens qui ne bégayent pas réellement et qui n'ont qu'une simple difficulté d'élocution, qu'ils surmonteront en s'exerçant à parler avec des embarras dans la bouche.

Nous arrivons maintenant à des méthodes de traiter le bégayement basées sur des causes plus ou moins justes d'expliquer cette infirmité, et nous allons voir dès maintenant les moyens intellectuels se substituer tout à fait aux moyens mécaniques que nous venons de passer en revue.

C'est des Etats-Unis que nous vint une des premières méthodes, qu'on peut appeler méthode rationnelle. Une dame, Mme Leigh, chargée de faire l'éducation d'un enfant bègue, avait remarqué que ce bègue avait toujours la langue placée en bas. Elle conçut alors la pensée, pour apporter une certaine modification dans son langage, de quelque nature qu'elle fût, de le forcer, avant de parler, à porter toujours sa langue contre le palais, de manière que l'extrémité vînt frapper contre l'arcade dentaire supérieure, et de n'émettre le premier son qu'au moment où la langue quittait cette position pour devenir libre. La langue devait toujours se remettre en position pour la prononciation de chaque mot.

C'est au moyen de cet obstacle tout intellectuel qu'elle parvint ainsi à guérir complétement l'enfant dont elle était chargée, et quelques autres auxquels elle donna par la suite des soins. Elle avoua cependant que, si beaux que fussent les résultats qu'elle obtint, elle n'en était pas toujours très-satisfaite, en ce que, si le bégayement disparaissait, il lui succédait une parole qui n'avait ni pureté ni facilité, mais une prononciation empâtée et très-désagréable à entendre.

C'est à M. Malbouche que nous devons l'importation de cette

méthode en France ; il est vrai que voulant la rendre sienne, il lui fit des modifications qui la défigurèrent un tant soit peu. C'est à ce sujet qu'il présenta un mémoire à l'Académie des sciences vers 1830, mémoire sur lequel MM. Duméril et Magendie firent un rapport favorable.

M. Malbouche adopta trois sortes de bégayement : le bégayement d'avant, causé parce que la langue ne se portait pas assez librement en avant ; le bégayement d'arrière, parce que la rétraction de la langue n'était pas assez rapide ; enfin le bégayement d'en haut, résultant de ce que les mouvements d'élévation de cet organe ne s'exécutaient pas avec assez de perfection.

M. Malbouche, en raison de cette division, devait donc indiquer trois manières différentes pour guérir chacune des espèces de bégayement. Mais il n'en fut rien, et une seule méthode dut suffire pour les trois variétés.

Cette méthode reposa sur un exercice des lèvres et de la langue.

Les bègues devaient parler en rétractant les lèvres en arrière, de manière que la bouche parût agrandie ; et pendant l'émission de la parole, ces lèvres devaient exécuter trois mouvements différents, d'arrière en avant, d'avant en arrière, et d'écartement ou d'ouverture de la bouche. Quand la parole cessait, il fallait toujours maintenir les lèvres rétractées, jusqu'au moment où l'on recommencerait à parler.

Quant à la langue, si M\ue Leigh dit qu'il fallait toujours en porter simplement la pointe contre la voûte palatine, M. Malbouche recommande d'élever tout l'organe en totalité contre le palais, en le rétractant le plus possible.

Avant de condamner cette méthode comme assez difficile à exécuter, et surtout en présence du peu de résultats qu'elle a donnés, il faut cependant reconnaître à M. Malbouche d'avoir trouvé un moyen qui, en ne l'exagérant pas, comme il le fait faire de manière à produire des grimaces horribles, est un moyen puissant pour réformer presque heureusement le bégayement.

Je veux parler de la rétraction des lèvres en arrière ; ce

moyen suffit pour constater le mérite de son auteur, et il est fâcheux qu'il ne s'en soit pas contenté ; car en n'y ajoutant pas les exercices de langue indiqués par Mme Leigh, il eût évité l'écueil sur lequel elle était tombée, c'est-à-dire d'arriver à une prononciation empâtée, qui était aussi désagréable que le bégayement lui-même. La rétraction des lèvres en arrière, faite d'une manière convenable, a dû rendre les plus grands services à tous ceux qui ont voulu s'en servir ; et, comme je l'expliquerai plus tard, il est certains mots commençant par des lettres dures, comme des C, des K, etc., qu'un bègue ne peut prononcer que par ce moyen.

M. Malbouche a certainement obtenu des guérisons par sa méthode, mais des guérisons qui n'ont été dues qu'à la lenteur à laquelle cette méthode condamnait les bègues qui l'exécutaient ; et ce qui a dû détourner de s'en servir, c'est qu'elle est très-difficilement applicable, qu'elle demande une force de volonté bien grande pour l'employer sans cesse, qu'il est presque impossible d'en contracter l'habitude, et qu'enfin elle substituait au bégayement une parole embarrassée, difficile et empâtée.

Nous avons maintenant à parler d'une méthode curative du bégayement qui fit certes tout autant de bruit que celle de M. Malbouche, je veux parler du système employé par Colombat. Sans répondre à la cause que cet auteur attribuait au bégayement, cette méthode ne laissa pas que d'amener quelques succès et d'apporter chez certains bègues une amélioration bien remarquable.

Pour Colombat, le bégayement est une affection nerveuse due au manque d'harmonie entre l'innervation et la myotilité, ou, pour parler plus clairement, entre l'influence nerveuse qui suit la pensée et les mouvements musculaires au moyen desquels on peut l'exprimer par la parole.

En vue même de cette manière de voir du bégayement, qui, à la vérité, n'en expliquait nullement la cause, Colombat dut donc s'attacher à régulariser la parole, en quelque sorte à la rhythmer, et en cela il fut l'inventeur de la mesure, moyen bien utile pour traiter le bégayement, mais qui à lui seul ne devait pas suffire, comme nous l'ont prouvé les résultats obtenus par cet auteur. La mesure fut surtout utile pour un bégayement qu'il prétendait être une chorée, et qui ne consistait que dans des mouvements labio-choréiques ; il faut plutôt admettre, je crois, que le vice de la parole était moins prononcé, et qu'une persistance plus grande de la méthode fit qu'on obtint de véritables succès. A cet effet, il fit construire une espèce de pendule, dont le bègue suivait attentivement les mouvements réguliers, et émettait une syllabe à chacun d'eux.

Cette méthode, suivie pendant un laps de temps assez long, faisait qu'on régularisait en effet sa parole; toutes les syllabes se prononçaient dans le même espace de temps, et l'intervalle ou silence qu'on laissait entre chacune d'elles faisait qu'on ne les répétait plus, et par ce fait le bégayement disparaissait réellement. Mais la monotonie du langage qui succédait à l'irrégularité du premier, engageait bien des bègues à préférer leur vice à cette nouvelle manière de parler.

Il n'en est pas moins vrai que cette méthode était excellente, surtout pour un bégayement peu intense, et si elle ne suffit pas à elle seule à composer toute une méthode, elle n'en est pas moins la base de celle que nous ferons désormais exécuter à nos bègues. Car il est de première nécessité, comme nous le verrons plus tard, de régulariser la parole, et, comme un moyen intellectuel est toujours difficile à pratiquer, en raison de l'habitude qu'il faut contracter pour y songer, nous sommes très-heureux d'avoir un moyen mécanique qui nous permette d'arriver à prendre facilement cette habitude, et à la faire entrer dans notre manière de parler.

Colombat n'obtenant pas des succès constants pour tous ses bégayements, dut donc en faire plusieurs divisions; aussi le voyons-nous décrire un bégayement gutturo-tétanique, qui consiste dans une roideur tétanique de tous les muscles de la respiration, et principalement de ceux du larynx, du pharynx et de la base de la langue. Pour obvier à cette sorte de bégayement, il imagina une sorte de gymnastique pectorale, laryngienne, gutturale, linguale et labiale.

La gymnastique pectorale, laryngienne et gutturale s'effec-
tuait par la respiration ; il faisait avaler une grande quantité
d'air, puis il s'arrangeait pour qu'en le rendant en même temps
que l'émission de la parole, la sortie de l'air fût régularisée par
la mesure.

Quant à l'exercice lingual et labial, il faisait porter la pointe
de la langue vers la voûte palatine, en même temps qu'on écar-
tait transversalement le plus possible les commissures des lèvres.
Ces deux moyens, comme nous l'avons vu, il les avait emprun-
tés à ses devanciers; mais la grande difficulté, c'est qu'il exi-
geait que toutes ces choses se fissent ensemble, de manière qu'on
en éprouvait les difficultés les plus grandes et que l'exécution
paraissait même impossible.

Le but de Colombat par l'inspiration était de remplir la poitrine d'air de manière à n'en pas manquer, puis à ouvrir la
glotte, en même temps qu'il distend la poitrine de façon à faire
cesser la contraction spasmodique des cordes vocales, et il basait
ce résultat sur une expérience cadavérique qu'il avait faite,
c'est-à-dire qu'en comprimant la saillie dite pomme d'Adam, la
langue étant rétractée et refoulée dans le pharynx, on voit les
cordes vocales parfaitement relâchées, et par suite laisser la
libre sortie de l'air.

Afin de tenir la langue refoulée, il avait imaginé, à l'imita-
tion d'Itard, un instrument appelé *refoule-langue*, qu'il dut
abandonner par la suite.

Pour traiter le bégayement, de quelque nature qu'il fût, Colombat eut donc recours à quatre moyens, qui sont les suivants:
la mesure, l'inspiration, la rétraction des lèvres en arrière et la
langue portée en haut au voile du palais. Je ferai sans hésiter,
et même à l'honneur de Colombat, le sacrifice des trois derniers
moyens, non pas seulement parce qu'il n'en était pas l'inventeur, mais aussi parce que ces moyens ne devaient pas donner
des résultats en compensation des peines qu'ils exigeaient, et
que dès lors ils devaient être rejetés dès les premiers moments.

Il n'en sera pas de même de la mesure, qui, si elle était déjà
connue avant Colombat, comme nous le voyons dans les auteurs

qui se sont appliqués à faire parler les bègues lentement et d'après le récitatif des opéras, n'en fut pas moins convenablement mise en pratique seulement par lui. Et il fut heureux, d'après cette seule méthode, d'enregistrer une quantité assez notable de succès parmi les nombreux bègues qu'il eut à traiter.

La mesure, appliquée avec méthode, d'une façon aussi sévère que pour le chant, devait quand même régulariser la parole des bègues, pour la plupart desquels le vice du bégayement s'augmente d'une irrégularité très-grande dans l'émission de la parole, qui ne tarde pas à se changer en une confusion extraordinaire. J'indiquerai plus tard de quelle manière on doit pratiquer la mesure, car j'ai eu occasion de voir quelques bègues auxquels des médecins n'avaient conseillé rien autre que ce moyen. Seulement il fut si mal exécuté qu'aucune amélioration ne fut apportée à leur défaut.

La mesure, outre qu'elle devient la base d'un traitement rationnel du bégayement, est un puissant auxiliaire pour nous révéler les bègues qui peuvent oui ou non guérir. C'est par elle seule qu'il nous est permis à l'instant même de juger le bégayement curable de celui qui ne l'est pas.

Si l'inspiration fut si vite abandonnée, même par les élèves de Colombat auxquels il l'avait tant préconisée, c'est qu'elle était aussi mal exécutée. L'auteur voulait qu'on inspirât au commencement de chaque syllabe; il en résultait une fatigue très-grande et qui ne tardait pas à faire abandonner ce moyen curatif, en raison surtout de l'épuisement qu'il occasionnait.

Nous arrivons maintenant à une méthode répondant à la cause qu'on a assignée au bégayement, je veux dire la méthode de Jourdan, que M. le docteur Becquerel développa tout entière, qu'il appliqua sur lui-même, et dont il se sert encore alors qu'il est appelé à faire un cours en public.

C'est certainement à M. Becquerel que Jourdan dut de faire comprendre sa méthode, car c'est plutôt une œuvre de mécanique qu'un travail de physiologie. Mais, grâce aux soins de l'honorable médecin auquel il s'était confié, sa méthode put prendre rang parmi les travaux scientifiques faits dans ce genre.

Le bégayement, selon Jourdan, est dû à ce que l'air qui devait être employé en son est dépensé en souffle. Pour parler plus clairement, je dirai que cet auteur attribue le bégayement à la sortie simultanée de l'air expiré simplement et de la parole. Il en résulte que les pertes d'air qu'on observe chez les bègues, les mouvements convulsifs des muscles de l'articulation des sons, la difficulté très-grande de prononcer certaines syllabes, la répétition plus ou moins fréquente d'autres, ne sont en général que la conséquence de la sortie prématurée et intempestive d'air qui n'est pas employé à la formation du son et de la parole, sortie qui a lieu en même temps que ces derniers se produisent.

Or toute la méthode à employer consiste donc à faire disparaître cette cause première du bégayement, et pour y arriver M. Becquerel fait parler les bègues le plus possible, comme tout le monde. A cet effet, il a observé ce qui se passe relativement à la sortie de l'air chez tout homme qui parle normalement ; il a remarqué les phénomènes suivants :

On fait d'abord une inspiration, puis un silence extrêmement court et presque inappréciable. La parole sort, et pendant tout le temps que dure son émission, il n'y a aucun courant d'air expiré appréciable pour l'observateur, ou, selon Jourdan, il n'y a aucun souffle. L'air est tout entier employé à la production de la voix et de la parole ; pendant tout ce temps la poitrine ne s'affaisse que très-lentement, parce que l'air sort lui-même avec lenteur.

Si la phrase est courte, il n'aura pas épuisé tout l'air qui peut sortir de sa poitrine, et l'on remarquera dès lors une petite expiration simple ; puis la respiration reprendra son cours ordinaire. Si, au contraire, la phrase est longue, quand tout l'air contenu dans sa poitrine aura servi à une première émission de syllabes, il reprendra sa respiration et exécutera l'expiration comme nous venons de le dire ; c'est ainsi que dans le fil d'un long discours, il répétera ainsi cette série de phénomènes sans avoir jamais besoin de répéter les syllabes ou de contracter spasmodiquement les lèvres par une sortie d'air intempestive.

Pour qu'un bègue soit délivré de son infirmité, il faut donc qu'il vienne à imiter le plus possible cette manière de dépenser l'air qui doit être employé en son. Il faut avant de parler faire une inspiration qui diffère de l'inspiration naturelle en ce qu'on la prolongera davantage et qu'on y fera surtout attention ; la poitrine se trouve dès lors dilatée, et l'abdomen saillant par l'abaissement du diaphragme.

C'est alors qu'on devra commencer à parler, en tâchant de maintenir cette position tant que durera le membre de phrase qu'on aura à dire, pour qu'après qu'il sera achevé il reste encore un peu d'air dans la poitrine et qu'on le chasse par une inspiration active, de manière à recommencer à respirer comme on l'a déjà fait, et toujours recommencer à parler en exécutant la même série de phénomènes. Jourdan, pour en quelque sorte faciliter l'exécution de cette méthode, la divise en trois temps, qui sont l'inspiration, la parole et l'expiration active finale.

Cette méthode assurément, en raison des nombreux succès qu'elle a donnés, doit être prise en haute considération. Mais bien des reproches adressés à celles que nous avons déjà passées en revue, peuvent lui être réservés ; ils consistent surtout dans la difficulté d'exécution et dans la fatigue qu'elle produit.

Colombat avait dit de faire une très-forte inspiration, et cela avait dû être rejeté en raison de l'épuisement qu'elle causait. Ici nous essayons de nous tenir terre à terre avec la respiration naturelle ; mais il n'en est pas moins vrai que pour arriver à la bonne exécution de cette méthode, il faut faire des exercices d'inspiration prolongée qui fatiguent énormément.

Maintenant si des bègues, et j'en ai vu plusieurs ainsi, ont jugé, quand on le leur a fait remarquer, que tout le vice du bégayement consistait dans un défaut de la respiration, et qu'ils arrivaient à le faire disparaître lorsqu'on appelait leur attention sur ce défaut, il est bien aussi des bègues, et parmi ces premiers auxquels j'ai voulu souvent indiquer cette manière de parler, qui, faisant une longue inspiration, essayaient de parler,

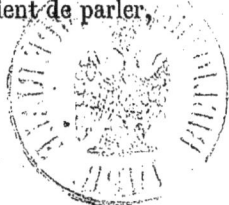

mais étaient réduits à se tenir la bouche béante sans pouvoir émettre un son.

Cette manière de dépenser l'air qu'on a inspiré pour parler peut très-bien donner la raison pour laquelle les bègues ne bégayent pas en chantant.

Je mets de suite de côté le peu d'articulation dont on use dans le chant, et l'emploi de la mesure, qui sont bien deux causes que l'on pourrait à juste titre invoquer. Mais je pense, comme Jourdan nous l'a démontré, que c'est surtout à la manière de respirer que les chanteurs doivent de ne pas bégayer. En effet, nous savons très-bien qu'on recommande toujours, pour bien chanter, de respirer largement, de tenir la poitrine très-dilatée et remplie d'air, d'user l'air qui y est contenu avec le plus de ménagement possible, et de faire en sorte qu'il s'échappe lentement et progressivement, afin que le son soit le plus large et le plus plein possible.

Ce n'est qu'à force d'exercices répétés que les chanteurs parviennent à contracter tellement cette habitude de respirer, que par la suite ils le font continuellement sans y penser. Ce qui se passe dans le chant est précisément ce que conseille M. Jourdan pour guérir le bégayement, et c'est dans la considération du mécanisme particulier de la respiration pendant ces exercices qu'il a puisé un des moyens qui forment la base fondamentale de sa méthode de traitement.

Mais il est probable que M. Jourdan n'avait pas été sans remarquer lui-même l'inconvénient qui se présente quelquefois et que j'ai signalé tout à l'heure, c'est-à-dire que souvent un bègue, suivant cette méthode, s'apprête à bien respirer; mais, tout occupé de la manière dont sa poitrine se dilatera et dont son ventre s'affaissera, il reste la bouche béante, faisant des efforts inouïs, sans faire entendre aucun son.

C'est alors qu'il rejeta cette difficulté sur l'articulation de certaines consonnes. Il s'attacha donc à étudier comment s'articulaient les diverses consonnes de notre alphabet, et, à cet effet, il donna de petites indications d'après lesquelles la langue, les lèvres, toute la bouche en un mot, devaient subir une sorte de

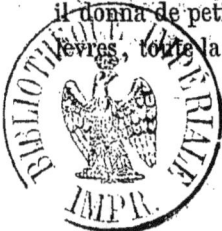

travail pour arriver à effectuer le plus naturellement possible la prononciation des consonnes.

Cette façon d'arriver à faire prononcer les consonnes est certainement très-ingénieuse, mais elle ajouta des difficultés de plus à celle déjà bien grande d'observer les préceptes de la respiration ; et les bègues acceptent difficilement pour leur mémoire un aussi grand nombre de règles.

J'arrive maintenant à parler de la méthode de M. Serre (d'Alais), qui a si puissamment contribué à délivrer des bègues de leur infirmité, en les amenant en quelque sorte à parler avec une netteté beaucoup plus grande que s'ils n'eussent jamais bégayé.

C'est sur la gesticulation que s'appuie M. Serre (d'Alais) ; et en cela il a su donner aux bègues une arme facile à manier pour soulever toutes les difficultés qui peuvent se présenter dans l'articulation des sons.

Je suis heureux de pouvoir exposer ici sur les gestes de judicieuses réflexions qui m'ont été fournies par la bienveillance de ce savant distingué.

Plus on observe l'homme, plus on trouve qu'un instinct admirable lui fait exécuter avec une précision extrême les gestes dans leurs diverses combinaisons ; car ils sont complémentaires les uns des autres, et conservent entre eux les rapports qui doivent exister dans tous les détails d'un système.

La difficulté d'observer les diverses qualités ou propriétés du geste provient de leurs combinaisons incessantes et de la rapidité avec laquelle elles ont lieu. Dans le tumulte de la gesticulation, l'attention des artistes dramatiques, des moralistes et des physiologistes s'est plus particulièrement portée sur l'étude de ses rapports avec l'expression de la pensée, parce qu'ils sont plus en évidence. En effet, l'enfant et le sauvage ignorant encore les signes phonétiques du langage, se servent du geste expressif pour transmettre leurs impressions, leurs désirs et leurs pensées. On s'y livre, en général, d'autant plus fréquemment, qu'on éprouve plus de peine à parler.

Dans l'éducation, on attache peu d'importance à une bonne

phonation ; on apprend plutôt à mal réciter qu'à bien s'exprimer, à bien parler.

Dans le monde, on doit trouver par contre-coup et nécessairement une grande majorité s'exprimant et s'énonçant mal, parce que l'on abuse de la gesticulation expressive, essentiellement contagieuse.

Dans le monde artistique, malgré ses retours vers le naturel, on a étudié seulement la propriété expressive du geste poussée à l'excès, ridiculisée et parodiée dans la déclamation, à l'exclusion des autres, que l'on ignorait et que l'on ne sentait que vaguement, bien que parfois on les appliquât avec un instinct heureux.

C'est à la puissance de cette même propriété qu'il faut rapporter les effets de la pantomime, espèce de langue universelle en action, comprise de tous les peuples et de tous les âges, lorsqu'elle devient l'expression des sensations et des passions.

Tout a donc concouru à mettre en évidence le geste expressif avec ses diverses nuances sans qu'on ait pu se rendre compte du vague jeté dans l'esprit par ces observations incomplètes : « Le » geste donne une juste inflexion aux mots et par suite un orne- » ment de plus ; il faut entre le geste et la parole un accord » parfait. »

Les citations suivantes certifieront que les recherches de l'art et de la science n'avaient pas été poussées plus en avant :

« Les gestes expriment nos sentiments instinctivement et même à notre insu. » (Maine de Biran.)

« Une langue, quelque riche qu'elle soit, reste souvent au-dessous de l'objet qu'elle veut exprimer ; un coup d'œil, un geste dit plus vite et mieux que tous les discours : pas une pensée qui n'ait son geste. » (Préville.)

« Les gestes sont un langage. » (Talma.)

« Sans l'action, disait Démosthène, l'homme est un corps sans âme. »

Le geste *imitatif* est celui dont on se sert pour parodier un personnage quelconque.

Le geste *indicatif* marche avec toutes les parties du discours et supplée souvent à la parole ; il doit être d'accord avec la pensée.

Le geste *affectif* doit être le tableau de l'âme et servir à exprimer nos sensations...

« Les gestes sont les signes de nos idées ; ils composent le langage d'action supplémentaire de la parole. » (Richerand.)

Partout on répète que la gesticulation est purement symbolique ou à peu près, qu'elle forme une langue puissante, agissant d'autant plus sur la multitude que l'action exercée par elle se renouvelle avec une incroyable rapidité ; que les pantomimes ont les mains très-disertes, que le geste perfectionné suffit même pour exprimer les idées les plus fines, les sentiments les plus délicats.

Cette langue universelle, à la portée de l'enfant et du sauvage, est proportionnée à leur intelligence ; elle leur convient parfaitement comme à la multitude, qui s'en sert pour l'expression des idées simples qu'elle a à exprimer. Elle convient également dans certains moments aux hommes éloquents, mais alors elle prend d'autres caractères ; il faut leur attribuer une fin et un but bien différents : car si la voix, la parole, cette précieuse faculté qui concourt à constituer l'humanité, à la perfectionner, cessait de fonctionner, le geste cesserait aussi ; il ne lui est pas donné d'avoir une richesse d'expression suffisante pour faire connaître à nos semblables ces combinaisons intellectuelles et autres phénomènes insaisissables, transmissibles par une autre voie que par le symbolisme gesticulateur.

Si l'on étudie bien la langue d'action, qui est la langue naturelle, on verra qu'elle a progressivement diminué d'importance à mesure que l'homme a fait des progrès dans la parole. C'est alors qu'en perdant de son étendue et de son ampleur, le geste a tourné au profit de l'émission des sons.

Selon Condillac, les langues anciennes sont essentiellement prosodiques ; elles tiennent l'état intermédiaire entre le chant et la prononciation monotone, et les progrès qu'elles ont faits ont diminué la valeur du geste expressif. Et cependant l'on n'y a pas renoncé, puisqu'on en fit un art tout à fait à part, connu sous le nom de pantomime, car cette gesticulation doit marcher avec la déclamation prosodique et être sa compagne inséparable.

Le geste phonétique, celui dont nous nous servons si fréquemment pour régler et fortifier la voix, devait alors être peu usité et toujours confondu, perdu dans le geste expressif qui le dominait: son rôle est d'autant moins important qu'il y a plus de prosodie et plus d'inégalité dans les syllabes, quant à leur accent et à leur quantité.

Les langues modernes ont perdu le caractère prosodique ; elles ont cessé d'être chantées, et sont devenues monotones. Elles sont caractérisées par l'égalité des espaces phonétiques ; par l'*équissyllabisme* ; elles sont donc parlées dans la rigueur du terme, sauf quelques exceptions de localités où l'on trouve un peu d'accent. Les peuples, en perdant la prosodie, ont aussi perdu la gesticulation expressive dans ses excès : ils l'ont utilisée comme agent phonateur.

Avant Lekain, la déclamation était une sorte de psalmodie et de mélopée, imitée et renouvelée des Grecs. Ce célèbre artiste secoua les règles de convention, et s'affranchit du chant monotone qui entravait son ardent génie. Sur le théâtre, il mit en scène les accents de la nature. Depuis, cet art est devenu plus simple ; les gestes ont été moins variés, moins caractérisés, souvent plus rapides, et surtout plus phonétiques et moins étendus.

La réduction de la gesticulation expressive et sa conversion en gesticulation phonétique, sont un indice de progrès. Le temps viendra où toute prosodie disparaîtra, et où le geste lui-même sera fréquemment appelé à compléter le travail physiologique de la phonation dans le commerce ordinaire de la vie.

C'est en s'appuyant sur ces savantes données sur le débit oratoire, que M. Serre est arrivé à formuler des règles précises pour le traitement du bégayement. La connaissance parfaite du langage d'action a conduit cet auteur à utiliser la gesticulation pour ceux qui étaient affectés de ce vice de la parole. Aussi est-ce à lui que revient l'honneur d'avoir jusqu'à présent apporté le plus d'amélioration aux bègues, en les soumettant aux règles qui lui ont servi à lui-même pour se débarrasser d'un vice de prononciation des plus invétérés.

J'emprunterai encore ici à M. Serre les principes qu'il a formulés dans un mémoire lu à l'Académie des sciences, au sujet d'études sur le bégayement.

Quelles que soient les tentatives que l'on puisse faire pour guérir le bégayement, on voit très-souvent les sujets retomber peu de temps après dans cette malheureuse infirmité. Les cures que l'on saurait invoquer ne sont que très-rares, et les récidives sont si nombreuses, qu'il est peut-être plus utile de savoir à quoi attribuer la cause de ces récidives que de connaître la cause première du bégayement. Le système de guérison ici préconisé comporte des conditions sans lesquelles il n'y a pas de succès possible.

Il repose sur les principes suivants : une volonté inébranlable, l'équisyllabisme, et les gestes régulateurs et modulateurs des sons.

Ce qu'il faut d'abord observer dans la cure du bégayement, c'est d'opposer l'ordre au désordre des syllabes ; on arrive facilement à ce résultat en s'habituant à mettre entre les syllabes des intervalles égaux. Cette régularisation des syllabes, conforme au sens général de la constitution de notre langue, doit être longtemps mise en pratique ; alors elle rendra les services les plus signalés, pourvu que l'on ait soin d'étendre largement les mouvements des muscles vocaux, afin de leur donner à la longue la docilité, la souplesse et la vigueur qui leur manquent.

Toutes les syllabes, les muettes exceptées, doivent prendre le même temps, être bien articulées et parfaitement liées entre elles. Voilà une règle fondamentale avec laquelle il faut s'identifier, et dont la monotonie sera atténuée par l'accent, l'intonation, l'écoulement lent et rapide de certains groupes de syllabes, conservant entre elles cependant des espaces relativement égaux.

L'action seule de l'intelligence ne peut toujours suffire à la régularisation des syllabes ; de là la nécessité d'avoir recours aux mouvements des diverses parties du corps. C'est aux gestes que l'on emprunte alors les moyens d'obtenir cette régularisation, et

sous ce rapport on les distingue en gestes régulateurs et en gestes modulateurs.

A la première difficulté de prononciation, il devient indispen-
sable d'avoir recours aux mouvements de la main ou de toute
autre partie du corps, isochrones avec la sortie des syllabes ; ce
sont les mouvements régulateurs.

Puis, s'il devient utile d'élever mécaniquement la voix, de lui
faire subir des inflexions et des modulations, ces mêmes gestes,
convenablement renforcés, convertis en sortes de pédales, con-
courent à l'accomplissement de cette fonction physiologique.

Ici l'action du geste, par la voie des solidarités et des con-
nexions musculaires, remonte jusqu'à la poitrine et devient
expiratrice ; elle s'associe alors à celle du thorax, qu'elle modère
et renforce *harmoniquement*, selon la nature de l'idée.

Désormais la parole devra tout dire : la langue d'action, si
son intervention est nécessaire, sera tenue de marcher parallèle-
ment avec la langue phonétique, sans se séparer de cette der-
nière.

Dans les perturbations nerveuses de la parole, on applique ces
différents principes, en cherchant à les rattacher aux lois natu-
relles qui président à l'émission des sons articulés, et en obser-
vant les rapports plus ou moins intimes du geste avec l'acte de
la parole.

Si l'on remarque attentivement les personnes qui parlent en
public, on arrive à être facilement convaincu que le geste n'est
pas uniquement destiné à faire connaître nos sentiments et nos
pensées, formant ainsi le langage d'action supplémentaire de la
parole. En d'autres termes, le geste n'est pas seulement régulateur, ni seulement expressif, mais il est encore modulateur.

Les trois propriétés *expressive, régulatrice, modulatrice*, du
geste, sont destinées à se combiner entre elles dans les propor-
tions que l'observateur apprécie et dont il peut faire une heureuse application.

Ces trois sortes de gestes peuvent et doivent se marier ensemble, et par l'analyse on reconnaît le geste *régulateur* au nombre
de ses mouvements, égal à celui des syllabes ; le geste *modula-*

teur à l'identité de son caractère doux ou fort, avec le caractère doux ou fort de la syllabe; enfin le geste *expressif* à sa conformité naturelle avec la nature même de l'idée sensible.

M. Serre a, du reste, résumé tout son traitement dans les propositions suivantes :

1° La plupart des vices de la parole et en particulier le bégayement, ne peuvent disparaître si les individus qui en sont atteints ne sont animés d'un désir très-grand d'en être débarrassés, et si ce désir ne les conduit à déployer une volonté inébranlable pour mettre toujours en œuvre et pendant de longues années les moyens propres à les corriger.

2° L'équisyllabisme doit être employé et suivi d'une manière absolue, parce qu'il oppose avec succès l'ordre au désordre des syllabes.

3° Les gestes ne traduisent pas seulement nos sentiments et nos pensées, en formant ainsi le langage d'action supplémentaire de la parole; ils ont encore la mission de régulariser et de moduler le son, et, sous ce rapport, nous les avons divisés en gestes régulateurs et en gestes modulateurs.

4° L'exercice et l'usage habituel de l'équisyllabisme, secondé par ces gestes vocalisateurs, employés avec autant de sobriété que de convenance, ramènent la parole à l'état normal, et ceux-ci deviennent, au besoin, des agents mnémoniques et d'excitation éminemment utiles aux bègues, aux bredouilleurs et à tous les hommes qui veulent parler en public.

Le principe de l'équisyllabisme, modifié avec intelligence, à l'aide de la ponctuation, de l'accent, de l'intonation, conduit inévitablement à l'ordre et à la netteté dans l'émission des syllabes, de telle sorte que pas une d'elles n'est perdue pour l'auditeur, dont l'attention ne se fatigue plus à les écouter.

L'intervention du geste régulateur et du geste modulateur réagit sur la voix d'une manière heureuse : d'une part elle tend à s'opposer au désordre des syllabes en soutenant chacune d'elles, et de l'autre elle exerce une influence incontestable sur la solidité et l'intensité du son émis.

La connaissance de cette action physiologique, méconnue jusqu'à nos jours, jette sur l'étude et l'emploi du geste une clarté toute nouvelle. Elle conduit naturellement à faire une part légitime à ses trois propriétés et de plus à une meilleure intelligence de l'opportunité de leur application, seul moyen d'arriver à la destruction de l'abus que l'homme tend à en faire.

C'est à l'aide de cette méthode si simple que M. Serre est arrivé aux beaux résultats qu'il a obtenus dans la cure du bégayement, et le plus grand honneur qu'il dut en retirer, fut de se délivrer lui-même complétement du vice de la parole, dont il a été si longtemps affecté.

M. le docteur Becquerel a combiné pour lui-même cette méthode à celle de Jourdan.

Son expérience le conduisit à ajouter un principe bien essentiel à ceux des auteurs dont il suivait la méthode. Nous désignerons ce principe sous le nom de *reprises*.

Lorsque le bègue est arrêté par un mot très-difficile, une perte de mémoire, une narration compliquée, une émotion quelconque, il doit reprendre la parole qu'il a perdue, en reprenant un ou deux mots avant, qu'il fait précéder d'une inspiration, d'un geste spécial et en général énergique, et d'une régularisation équisyllabique momentanée.

On ne saurait se faire une idée de l'importance de ce principe à l'aide duquel certainement le bégayement n'est pas possible, quelle que soit la longueur du discours que l'on ait à prononcer, ou quelle que soit l'émotion qui puisse survenir, si surtout on joint pendant son exécution une accentuation tant soit peu énergique.

M. Becquerel insiste aussi surtout sur la force que l'on doit imprimer au premier geste lorsque l'on commence une phrase, et à la séparation bien nette de toutes les syllabes.

C'est en m'appuyant sur les différentes méthodes que je viens de passer en revue que je me propose aujourd'hui de formuler un traitement rationnel du bégayement; j'y joindrai le résultat des observations que j'ai été à même de faire sur les nombreux bègues que j'ai eu occasion de traiter.

J'ai inscrit en tête de ce mémoire cette proposition : « Tout bègue doit gesticuler d'abord et parler ensuite. » C'est, en effet, le moyen que je regarde comme le plus important.

Pour moi, le geste doit commander à la parole, être exécuté en même temps qu'elle, et ne jamais la suivre; bien différent sous ce rapport du geste ordinaire, qui sert en quelque sorte à donner plus d'expression à nos pensées que ne le comportent nos paroles.

Le langage du bègue devient tout à fait différent de celui de tout le monde, et cependant il doit être exécuté de telle façon que personne ne puisse soupçonner cette différence.

C'est dans la combinaison du geste, de la respiration, et du temps d'arrêt qui doit suivre cette respiration, que consiste toute la méthode curative du bégayement.

Le *temps d'arrêt* ou *pause* est un temps extrêmement court qui suit l'énoncé de la première syllabe, dont la sortie se fait en même temps que la respiration et le moment énergique du geste.

Le bègue seul, quand il l'exécute bien, s'aperçoit de ce temps d'arrêt.

Pour arriver à mettre à exécution ces trois points essentiels et *suffisants*, il est nécessaire de suivre une méthode dont la gradation vous conduit naturellement à parler d'après ces principes, sans que l'on s'en doute, pour ainsi dire.

Avant d'entrer dans la description de cette méthode, je vais énumérer les différentes conditions qui sont nécessaires à ses bons résultats.

Un bègue, pour guérir, doit avant tout sentir la nécessité de la guérison, et ne pas reculer devant toutes les petites difficultés qui peuvent se présenter dans l'exécution de certains points de la méthode.

Il doit être intelligent et être à même de bien comprendre toutes les explications nécessaires à l'exécution de la méthode.

Il doit s'astreindre, pendant toute la durée du traitement, à ne plus parler autrement que le comporte la méthode.

Enfin, une condition bien importante est aussi celle de l'âge: le bègue doit avoir au moins seize à dix-huit ans, et ne pas avoir dépassé la quarantaine.

C'est à la mesure qu'il faut d'abord s'adresser pour arriver à guérir le bégayement. La voix doit concorder avec chaque battement de la main.

L'émission de la première syllabe ne se fera qu'au moment de l'expiration, c'est-à-dire de la sortie de l'air de la poitrine.

Toutes les syllabes devront être parfaitement isolées les unes des autres, et prononcées à part en les accompagnant d'un battement de la main.

La mesure devra s'exécuter avec toutes les parties du corps.

On s'habituera autant que possible à mettre en parallèle la mesure et les syllabes, c'est-à-dire à donner de la force à la mesure quand la syllabe sera forte, et à la modérer quand la syllabe sera faible.

Lorsqu'on aura bien acquis l'exécution de la mesure, on liera les syllabes entre elles, de façon à former des membres de phrases que l'on énoncera toujours avec les principes de la mesure. Chaque syllabe sera toujours accompagnée de son battement de mains.

C'est ainsi qu'on arrivera à faire exécuter le geste cadencé, si nécessaire à la parfaite articulation.

Le geste cadencé conduit immédiatement aux différents gestes si bien décrits par M. Serre.

Jamais aucun geste ne doit suivre la parole, il doit toujours la précéder. Exécuté sans respiration, il ne sert à rien, et le temps d'arrêt qu'on effectue immédiatement après l'émission de la première syllabe facilite la sortie du membre de phrase, ou même de toute la phrase, si elle n'est pas très-longue.

Les gestes devront être mis en harmonie avec les idées qu'on aura à exprimer; ils ne deviendront, en un mot, que l'exagération des gestes naturels, et seront toujours faits de manière à produire aussi la dilatation de la poitrine nécessaire à une bonne respiration.

Lorsque des difficultés de prononciation de syllabes se présenteront, il faudra mettre en pratique les *reprises* indiquées par M. le docteur Becquerel.

On y joindra aussi le principe de M. Malbouche, qui consiste dans l'écartement des lèvres, de manière à les rétracter un peu en arrière, comme si on voulait légèrement grimacer. Ce moyen suffira quand la difficulté se présentera au commencement d'une phrase, et qu'on l'accompagnera d'un geste un peu fort, en rapport avec la force d'émission de la première syllabe.

Quant aux difficultés d'émission des consonnes, telles que les *b*, les *p*, etc., je renverrai aux moyens mécaniques qu'a donnés Jourdan. C'est une gymnastique à laquelle on s'exercera facilement, et qui fera disparaître en peu de temps la mauvaise articulation de ces consonnes.

Il n'est pas de bégayement qui résiste à la bonne exécution de cette méthode, quand on a su en quelque sorte se l'incorporer et se déterminer à ne plus parler que d'après elle.

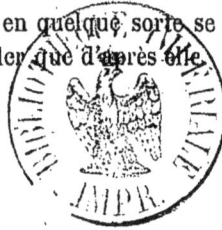

www.ingramcontent.com/pod-product-compliance
Lightning Source LLC
Chambersburg PA
CBHW060536200326
41520CB00017B/5260